RÉPONSES

AUX CRITIQUES DE L'OUVRAGE

DU

DOCTEUR BROUSSAIS

SUR L'IRRITATION

ET LA FOLIE.

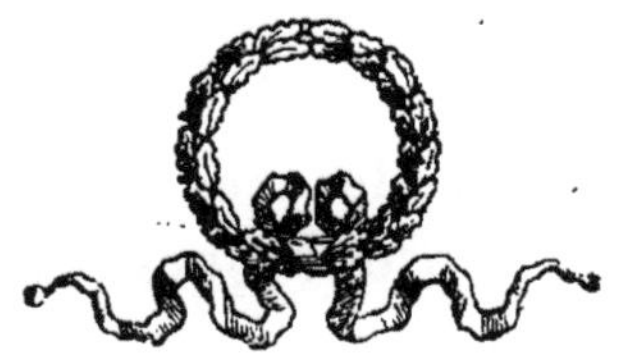

A PARIS,

CHEZ M^ELLE DELAUNAY, LIBRAIRE,

PLACE ET VIS-A-VIS DE L'ÉCOLE DE MÉDECINE;

A BRUXELLES,

AU DÉPOT GÉNÉRAL DE LA LIBRAIRIE MÉDICALE FRANÇAISE.

1828.

RÉPONSE

A UNE BROCHURE INTITULÉE:

OBSERVATIONS

SUR

LES ATTAQUES DIRIGÉES CONTRE LE SPIRITUALISME,

PAR LE DOCTEUR BROUSSAIS,

DANS SON LIVRE

DE L'IRRITATION ET DE LA FOLIE;

PAR M. LE BARON MASSIAS,

AVEC CETTE ÉPIGRAPHE:

Neque enim vana aut ludicra petuntur
.... Sed de vitâ et sanguine cernunt.

Voici un nouvel athlète qui se présente pour soutenir le psychologisme en péril. On lui doit d'abord la justice de dire qu'il y procède avec des formes décentes, véritablement philosophiques, et qu'il n'appelle à son secours ni le mensonge, ni la calomnie, comme le font depuis treize ans les avocats de la médecine ontologique, ni même la subtilité et l'art de dénaturer les arguments d'un adversaire, tactique usée, récemment mise en pratique par le psychologiste officiel du *Globe*, qui pourtant s'était montré supérieur aux précédens, en dédaignant la voie du sarcasme et de l'injure. M. le baron Massias, en attaquant M. Broussais philosophe, traite avec beaucoup d'égards M. Broussais médecin, qui est toujours vivement touché des bons procédés, mais qui

1

ne se laisse décourager ni par l'injustice, ni par l'ingratitude des hommes. M. Broussais déclare donc franchement à M. le baron Massias qu'il a lu sa brochure avec un extrême plaisir, non pas à cause des éloges trop flatteurs que ce savant a bien voulu donner à ses travaux en médecine, mais parcequ'elle est écrite avec ordre et bonne foi, et qu'elle résume les argumens les plus forts des spiritualistes, chose extrêmement précieuse pour l'auteur de l'*Irritation*.

M. le baron Massias réduit toutes les objections du docteur Broussais aux deux suivantes : 1° rien que ce qui est corps ne peut toucher un autre corps; 2° les phénomènes intellectuels étant en raison de l'action du système nerveux qui tombe sous les sens, pourquoi leur aller chercher une cause qui ne tombe pas sous nos sens ? Voyons d'abord quelles réponses on a faites à ces deux objections qui, comme le dit M. Massias, sont fort anciennes, et nous verrons ensuite si le docteur Broussais n'en a pas trouvé de nouvelles.

A la première objection, M. Massias, qui convient d'abord que *rien, si ce n'est un corps, ne peut toucher un autre corps* (1), répond que si l'on a prouvé cela, on n'a pas prouvé que ce qui n'est pas corps, ne peut pas *agir* sur un corps, être *en rapport* avec un corps, ce qui aurait été nécessaire pour argumenter d'une manière exacte contre l'existence d'un principe intelligent, en rapport d'action et de réaction avec nos organes.

(1) *Observations*, etc., page 6.

(3)

On se demande d'abord quelles sont cette action et
cette réaction étrangères à tout contact, et M. Massias
cite l'attraction, qui, selon les physiciens, s'exerce à
travers le vide, et les adhérences des molécules des
corps physiques les unes aux autres sans contact
immédiat (1).

M. Massias n'a donc pas songé qu'il s'agit ici de
plusieurs corps qui s'envoient des influences réciproques, et que, dans l'hypothèse d'une substance
incorporelle agissant sur un corps, et recevant des
réactions de lui, il n'y a qu'un corps en scène ; ce
qui détruit toute parité entre les deux termes de
comparaison. D'ailleurs il n'y a nul doute que tous
les corps ne se lancent des émanations réciproques,
et que ce qui les met en rapport ne soit de la matière en état d'atténuation : quoiqu'il y ait absence
d'air sous la cloche où l'on a fait le vide, il n'y a pas
absence de toute matière ; le calorique, la lumière y
sont toujours, peut-être encore autre chose. D'ailleurs, quand on n'aurait pas la certitude de ce dernier
fait, et des émanations que les corps s'envoient, il
n'est question, dans l'allégation de M. Massias, que
de corps agissant sur des corps, et de faits dont
les sens nous ont donné l'idée ; mais rien de semblable n'existe dans l'influence supposée d'une chose
qui n'est pas corps, et dont nous ne pouvons avoir
nulle idée, puisque la négation qui est dans le mot
immatériel défend toute espèce de comparaison avec
ce dont nous pouvons avoir l'idée par les sens,
c'est-à-dire avec ce qui est matériel.

(1) *Observations*, etc., page 7.

1.

Voilà pourtant le plus fort argument que M. le baron Massias oppose à la doctrine philosophique de M. Broussais. Il s'obstine, comme tous les psychologistes, à se représenter un être immatériel comme une chose réelle, sans songer qu'en lui refusant la matière, il s'est ôté la possibilité d'en parler avec des qualifications empruntées aux objets matériels, sous peine de tomber dans une confusion de langage qui embrouille toutes les discussions, et empêche pour jamais les philosophes de s'entendre ; cet argument, qui est dans l'*Irritation*, a-t-il été trouvé par d'autres que par M. Broussais ? L'érudition de M. Massias nous l'apprendra, et ce sera pour nous un nouveau motif de reconnaissance.

Après avoir créé cette chimère immatérielle, M. Massias entreprend de la faire agir sur la matière. Nous pourrions nous dispenser de le réfuter ; mais voyons..... « S'il n'y a, nous dit-il, que des » élémens matériels, ces élémens seront actifs, in- » telligens et savans, assez pour s'être constitués dans » leur admirable agrégation, et se maintenir dans » leur *statu quo ;* mais M. Broussais croit que les » molécules élémentaires sont inertes et inintelligen- » tes. *On ne voit pas comment un gaz, qui est un* » *corps inerte, et qui n'a jamais donné de preuves* » *d'intelligence, peut exercer des opérations intel-* » *lectuelles* (1). » La conclusion naturelle est qu'il faut attribuer tous ces phénomènes à l'immatériel.

Le docteur Broussais avait pris ses précautions

____

(1) *Observations*, etc., page 7.

pour qu'une pareille objection ne lui fût pas faite,
en prouvant, par ce qui nous est connu du fait de
notre organisation, qu'il n'est nullement possible de
remonter aux causes ou à la cause première, et de
trouver les *pourquoi* ni les *comment* de l'état des
objets qui frappent nos sens. Il est donc réduit à re-
gretter qu'un penseur aussi profond que M. Massias
ne l'ait pas compris, qu'il vienne encore lui demander-
der ces sortes d'explications, et lui proposer une
chose qui n'est montrée par aucun sens, ni déduite
d'aucune observation, pour expliquer l'intelligence,
la science et la production. Quant au reproche qui
termine la tirade, le docteur Broussais a bien dit
qu'un *gaz n'a pas d'intelligence*, mais il n'a jamais
avancé qu'un gaz ne pût pas contribuer avec d'autres
formes de la matière à l'organisation d'êtres intelligens.

Allons plus loin : M. Massias reproche à M. Broussais de créer une entité occulte, qui ne tombe pas
sous les sens, en reconnaissant dans l'*irritation* une
force qui fait contracter les fibres (1). M. Broussais
déclare formellement, en plusieurs endroits de son
ouvrage, qu'il ne renonce pas au langage métaphorique ; mais qu'il est toujours prêt à décomposer ses
métaphores, et à les réduire aux faits observés par
les sens, aussitôt qu'on l'exigera, afin qu'on ne les
prenne pas pour des choses réelles ; il demande aux
psychologistes de prendre le même engagement en-
vers nous, et ne leur reproche autre chose que de
se refuser à la réduction dont il s'agit. Quant aux

---

(1) *Observations*, etc., page 8.

forces de la fibre vivante, il a pris tant de soins de les réduire à une valeur positive, et que les sens puissent saisir (*mot ou signe rappelant le fait de la contraction de la matière animale*, etc.), qu'il ne conçoit pas sur quoi repose l'objection de M. Massias (1). Quant à nous, plein de respect pour ce savant, nous ne pouvons à ce sujet l'accuser que d'inattention, malgré la double lecture qu'il a faite de l'ouvrage du docteur Broussais.

La troisième réponse à la première objection est la suivante : « Plus la matière s'éloigne de ce qu'elle » est par sa nature, c'est-à-dire étendue, compacte » et solide, plus elle a de force, d'énergie et de puis- » sance ; témoin les gaz, la vapeur, le calorique, l'é- » lectricité ; ce qui semble indiquer que les forces » qui régissent l'univers sont immatérielles (1). »

Est-ce sérieusement que M. Massias parle en ce moment? Qui lui a dit que la nature par excellence des gaz, de la vapeur, du calorique, de l'électricité, était d'être étendue, compacte et solide? Doit-il juger de ces agens matériels par des attributs empruntés aux corps solides? en s'écartant pour se combiner avec le calorique, le molécules des corps, quels qu'ils soient, ont-elles cessé d'être matérielles? A-t-on même une idée précise de ces molécules, aux-quelles on a rendu le nom d'atomes, et n'en parle-t-on pas sur hypothèse? la matière est prouvée, mais ses formes primitives ne sont pas connues, et l'on

(1) Voir *De l'Irritation*, etc., pages 457, 458.
(2) *Observations*, etc., page 8.

ne peut étayer aucun raisonnement sur de prétendus atomes, considérés indépendamment de tout état d'association ou de combinaison. Les chimistes ne sont point fixés sur les corps simples, et l'imagination se perd dans la perspective de la subdivision de la matière, comme dans la représentation gratuite d'un ou de plusieurs principes primitifs. Peut-on d'ailleurs voir, dans la tendance à l'explosion de certaines substances, autre chose que des combinaisons diverses, ou des transformations de corps, dont nous ignorons la loi première? Quoi! sur un coin à peine perceptible du grand tableau de l'univers, qu'il nous est donné d'entrevoir, on prétend déterminer l'ordonnance et les lois qui doivent y présider?... Avec des objections comme celle-là, on ferait bien des volumes qui n'auraient d'autre utilité que celle de faire valoir les manufactures de papier; M. Massias n'a pas pris le temps d'y réfléchir.

C'est à cela que se réduit la défense de ce philosophe contre la première objection; et cependant cette objection est d'une si haute importance, que, s'il ne l'a pas détruite, il ne peut plus faire un pas dans son opposition, comme il résulte clairement de la première phrase que nous lisons dans sa *réponse* à *la seconde objection;* la voici textuellement : « Cette objection, » dont 230 pages du livre de M. Broussais ne sont » que le développement, *tombe d'elle-même,* du mo- » ment qu'on a reconnu qu'il n'est pas possible que » l'homme soit un être mixte (ce qui vient d'être » prouvé par la réponse à la première objection), » dans lequel deux principes de nature diverse ont

» des corrélations nécessaires, et sont dans un état
» constant d'action et de réaction (1). »

L'objection dont il s'agit est l'*inutilité d'un prin-*
cipe qui ne tombe pas sous les sens, quand nous avons,
pour expliquer les phénomènes intellectuels, la
matière organisée du système nerveux cérébral.
M. Massias n'ayant point prouvé, comme il se
flatte de l'avoir fait, *qu'il n'est pas impossible que*
l'homme soit un être mixte tel qu'il l'entend, et tout
ce qu'il a dit dans cette intention se réduisant à rien,
l'antique objection que rappelle notre critique reste
la même ; mais c'est à nous de faire remarquer maintenant que les deux cent trente pages de M. Broussais ne peuvent pas se résumer dans cette objection
rebattue. L'auteur de l'*Irritation* ne s'est pas con-
tenté de montrer l'inutilité d'un principe immatériel
pour expliquer les fonctions nerveuses ; il a prouvé
que ce principe étant une création imaginaire, c'est-
à-dire n'existant pas, on ne pouvait pas s'en servir.

M. Massias reproduit ensuite, contre les fonctions
du cerveau, la vieille objection que chaque molé-
cule ne jouissant pas de l'intelligence, leur agrégation ne saurait la posséder (2). C'est comme s'il
disait que la matière, en changeant de forme par de
nouvelles combinaisons, n'acquiert pas de nouvelles
propriétés, de nouveaux rapports, et n'exécute pas
des phénomènes nouveaux ; autant vaudrait imma-
térialiser l'irritabilité chez les plantes, chez les zoo-

(1) *Observations*, etc.; page 8.
(2) *Ibid.*, page 9 et suiv.

phytes, ainsi que la sensibilité et l'instinct chez les animaux plus élevés dans l'échelle, sous prétexte que la matière qui les nourrit, aussi bien que celle qui les forme, ne possèdent pas ces facultés. Ne semblerait-il pas que ce savant philosophe n'aurait jamais entendu dire à personne que les mots qui désignent ces facultés ne sauraient être érigés en entités et qu'ils ne peuvent représenter à l'observateur autre chose que des phénomènes de l'action de la matière vivante? M. Broussais a cependant prouvé cette importante vérité, et M. Massias ne pouvait le réfuter qu'en prouvant à son tour que ces mêmes phénomènes sont autre chose que cela. S'il ne s'agit que de s'étonner et d'admirer, M. Broussais est prêt à partager la surprise et l'admiration de M. Massias; mais il ne consentira pas à conclure l'impossibilité des phénomènes produits par les transformations de la matière, de l'impossibilité de leur explication. « Ne » répugne-t-il pas à chacun, ajoute le critique, de » chercher, dans un peu de pulpe nerveuse, mue sui- » vant un mode particulier, le principe et la sub- » stance de la pensée (1)? » Cela peut répugner aux personnes élevées dans le préjugé du psychologisme: mais cela ne répugne nullement à l'observateur zoo- logique qui ne cherche que le principe *appréciable*, et non le premier principe de la pensée. C'est plutôt la recherche contraire qui lui répugne, c'est-à-dire l'hypothèse puisée dans les notions fournies par les sens pour expliquer l'incompréhensible, parcequ'il craint toujours de faire du roman.

(1) *Observations*, etc., page 10.

Sur ce que M. Broussais avance que la pensée étant
un mode d'action du cerveau, son principe *appré-*
ciable ne peut être que la substance cérébrale irri-
table, M. Massias s'écrie : « Certes, voilà une bien
» audacieuse et bien tranchante assertion : c'est le
» système nerveux qui perçoit, qui sent, qui rai-
» sonne, veut, prévoit, etc., etc. La pensée a pour
» principe et pour étoffe la substance cérébrale ir-
» ritable ; la matière pense, le cerveau est intelli-
» gent (1). » Ici la rhétorique est substituée à la phi-
losophie. Mais les exclamations ne prouvent rien par
elles-mêmes ; pour prouver, elles doivent contenir
ou rappeler une démonstration. Si M. Massias veut
des exclamations en sens contraire aux siennes, nous
pouvons lui en offrir qui contiendront et rappelleront
des preuves réelles. Nous lui dirons donc : Si le cerveau ou la substance nerveuse centrale ne pense pas,
qu'est-ce qui pense donc dans la longue série des animaux à système nerveux ? est-il possible d'avancer
qu'une chose dont nous n'avons nulle idée pense et a
des idées ? n'est-ce pas là du non-sens et de la logoma-
chie ? Nous ne pensons que parceque des corps ont
agi sur nos nerfs, cela est prouvé ; et l'on a prouvé
aussi que faire agir ce qui n'est pas corps sur ce qui
est corps, c'est dire une chose qui n'a aucun sens ;
à quoi donc peuvent servir des déclamations fondées
sur cette assertion insignifiante ? Dans des questions
de ce genre ne revient-on pas toujours malgré soi à
cette proposition fondamentale : L'homme n'ayant
que des idées représentatives des corps, c'est-à-dire

______
(1) *Observations*, etc., page 10.

de lui, qui est bien un corps, et des corps situés hors de lui, il ne saurait dire pertinemment un seul mot sur ce qui aurait pour caractère l'absence de toutes les qualités des corps! Que signifie l'assertion que la matière est par elle-même inerte et privée d'intelligence, quand on ne possède aucun moyen d'en donner la démonstration? Sommes-nous donc encore au temps où un cri de surprise, d'indignation, où le cri jadis si puissant, ô scandale! pouvaient être substitués à des preuves?...

On se prévaut pour soutenir que la matière ne peut penser de ce que le docteur Broussais a démontré que la vie n'a pas son principe dans notre organisation; mais comment ne voit-on pas que cela n'est point contradictoire avec la production de la pensée par le système nerveux?

De ce que la plante tire sa vie et son irritabilité de matériaux appelés inertes, résulte-t-il qu'elle ne puisse pas posséder la vie et l'irritabilité?

Les exclamations de surprise ou d'indignation de M. le baron Massias n'ayant aucune vertu démonstrative en faveur de la thèse qu'il soutient, nous devons les regarder comme non avenues; mais il est bon de répondre aux allégations suivantes : selon lui, les psychologistes sont dispensés de montrer une âme immatérielle, puisqu'elle échappe à tous les sens; il leur suffit de prouver que la matière ne peut être intelligente; et c'est plutôt aux physiologistes purs, qui ne veulent croire qu'à ce qu'ils voient et à ce qu'ils touchent, à découvrir et à montrer au bout de leur scalpel des pensées corporelles.

En prouvant, après l'auteur de l'*Irritation*, qu'on ne dit rien quand on place un principe immatériel dans le cerveau, et en montrant aux psychologistes qu'ils sont loin d'avoir prouvé que la matière ne peut être intelligente, nous avons répondu à la première et à la seconde partie de cette triple allégation. Pour ce qui est de la troisième, nous dirons que c'est avoir tenu bien peu de compte de la manière dont le docteur Broussais a considéré les idées que de les donner encore comme susceptibles d'une recherche par le secours du scalpel. Ce que M. Massias devait mettre en place de cette plaisanterie, que nous ne voulons pas qualifier, c'étaient des preuves convaincantes que les idées ne sont pas ce que M. Broussais les a montrées, des modes de l'excitation cérébrale associés à des stimulations des organes des sens. Traiter les idées comme des entités, c'est répéter les vieux argumens réfutés : il fallait attaquer ceux qui ont servi à les détruire, ou montrer qu'ils ne les ont pas détruits.

Ajoutons à cela que c'est dénaturer la question et plaisanter hors de propos, de dire que les physiologistes ne veulent croire qu'à ce qu'ils voient ou touchent (1). Ils croient aux inductions qu'ils tirent légitimement de ce que les sens leur font connaître : que les psychologistes soient aussi scrupuleux, et ils verront s'ils arrivent à la démonstration de leur être immatériel habitant dans la matière du système nerveux.

(1) *Observations*, etc., page 12.

Nous avons maintenant à répondre à l'examen dé-
taillé que le critique fait des *propriétés du principe
intelligent*, *humain*, dans le but de soutenir l'immma-
térialité de ce principe.

Pouvoir de connaître.

« Connaître, dit M. Massias, c'est s'adjoindre l'in-
» telligible, s'en pénétrer de manière que nous et
» nos idées ne fassions qu'un : or, celte identifica-
» tion est en opposition avec l'une des propriétés
» primitives de la matière, l'impénétrabilité.

» Nous ne voyons pas qu'elle répugne à une sub-
» stance simple et une qui ne peut point offrir de
» résistance (1). »

Nous répondons que cette définition de connaître
est de l'ontologie. Nous ne voyons dans cette objection que des mots vides de sens ; connaître n'est pas
une entité composée de plusieurs autres, et dont on
puisse parler dans les termes appropriés aux corps
qui frappent les sens : connaître est un phénomène
que nous observons dans la classe des animaux d'un
certain ordre , et dont le système nerveux est l'or-
gane et le siége; mais la cause première et le mode
de ce phénomène sont et demeureront à jamais in-
connus ; tant que l'on voudra personnifier les phénomènes de l'intelligence et les mots qui en expri-
ment les nuances diverses , on parlera sans se comprendre , on fera des disputes de mots interminables,

(1) *Observations*, etc., page 12.

et les siècles s'écouleront sans que l'on donne ou que l'on reçoive la conviction. L'ontologie du langage est une hydre dont les têtes coupées renaissent en se centuplant, parcequ'il y a possibilité de multiplier à l'infini les combinaisons des attributs de corps que l'on donne arbitrairement aux mêmes phénomènes considérés sous divers aspects, et aux mots ou aux signes par lesquels ces phénomènes sont désignés.

Par exemple, quand M. Massias nous dit que l'intelligence se connaît et se réfléchit sur soi, il est clair qu'il traite l'intelligence comme un homme qui se regarde lui-même, ou, si l'on veut, comme un serpent qui se replie en arc. Il est encore évident que lorsqu'il ajoute : « Dire cela de la matière, c'est » avancer qu'un miroir, s'il était miraculeusement » animé, pourrait se regarder et se voir en lui-même » sans le secours d'un autre miroir (1), » M. Massias a appliqué à un phénomène de l'animalité vivante des expressions qui ne peuvent représenter que des corps inanimés. Que le lecteur s'essaie à faire toutes sortes d'efforts d'intelligence sur cet énoncé, il ne parviendra jamais à voir dans cette double comparaison du phénomène de l'intelligence autre chose que ce que les mots lui représentent. Or, comme ces mots représentent des corps différens, il se figurera tantôt un homme dans le cerveau d'un autre homme, tantôt un corps vivant à formes mal déterminées, mais pourtant susceptible de se replier sur lui-même

______

(1) *Observations*, etc., page 13.

à la manière des vers ou des serpens, tantôt un miroir réfléchissant les rayons d'un autre miroir ; mais
après toutes ces comparaisons, et telles autres qu'il
voudra chercher dans les innombrables objets qui
frappent ses sens, que saura-t-il de plus qu'il ne sa-
vait auparavant sur l'intelligence ?... S'il est de bonne
foi, il conviendra qu'il n'en sait pas plus qu'il n'en
apprit quand il s'aperçut pour la première fois qu'il
avait la certitude de son existence et de son intelligence. Il ne saura même pas, par les phrases de
M. Massias, que cette double connaissance est liée
à l'existence et à l'intégrité de son cerveau ; il faudra
qu'il en acquière la certitude par l'observation au
moyen des sens. A quoi donc peut lui servir le langage métaphorique de M. Massias ?

Ce philosophe nous dit: « Nous connaissons Dieu,
» puisque nous croyons en lui : Dieu est immatériel :
» notre intelligence est donc immatérielle, le maté-
» riel ne pouvant communiquer par le contact
» avec ce qui ne l'est pas. » Notons d'abord que
M. Massias nous accorde l'impossibilité du contact
entre l'immatériel et le matériel, et qu'il n'a pu
prouver leur influence réciproque ; et ajoutons :
Nous ne connaissons Dieu que par la foi, suivant
la religion dans laquelle nous sommes nés, ou que
nous avons embrassée, et la foi n'admet aucune
espèce de démonstration ; elle est fondée sur une
sensation intérieure, contre laquelle le respect nous
empêche d'argumenter, et celui qui n'a point cette
sensation n'a point de religion. M. Broussais ne s'est
pas engagé à discuter les dogmes religieux, ni les

motifs de croyance des sectes religieuses ; mais il a très bien fait voir que toutes les fois que les philosophes veulent discuter sur Dieu, ils ne font que lui attribuer les qualités des corps, en les multipliant le plus qu'il leur est possible. Est-ce là le connaître par un prétendu principe indépendant des attributs de tous les corps , et résidant dans notre substance cérébrale par des rapports dont on ne peut avoir nulle idée ? Que M. Massias réponde directement, et sans matérialisation, ni personnification d'expressions.

M. Massias, en terminant ce paragraphe, avance que nous avons une foule de connaissances que nous distinguons très bien sans qu'elles aient aucune forme ni aucune couleur (1). Il ne s'explique pas sur ces connaissances, mais nous présumons qu'il prend encore ici les signes représentatifs de nos perceptions et de nos émotions pour des choses réelles, et qu'il les compare à des corps.

Mémoire.

M. Massias affime que si la mémoire est matérielle, elle se meut en disant aujourd'hui, *je* sais que je suis le même *je* d'hier; parceque, ne pouvant occuper qu'un seul point dans l'espace dans le même instant, elle ne saurait comparer le passé avec le présent; ce qui exige transport. Il assure que si elle voyageait du présent au passé, elle oublierait celle de ces deux choses qu'elle viendrait de quitter, et ne serait plus mémoire.

(1) *Observations*, etc., page 13.

Elle n'oublie pas, etc... donc elle est immatérielle...
Ici tout est personnifié; le *je*, la mémoire, le passé, l'a-
venir, tout cela est mis, comme des dés à jouer, sous
les yeux du spectateur, le tout sans que l'auteur y soit
autorisé par l'observation du phénomène qu'il veut
expliquer. Mais il y a, de plus, une contradiction
manifeste : on fait aller et venir une chose qui n'est
pas matière, assure-t-on, quoiqu'on n'ait jamais vu
exécuter de pareils mouvemens qu'à la matière, et l'on
affirme en même temps que si cette chose était matière, elle ne serait pas susceptible de tels déplace-
mens. On compare la mémoire à un homme qui aurait une main sur un objet et l'autre sur l'autre,
pour pouvoir les comparer quand ces objets sont
rapprochés ; mais quand ils sont éloignés, on la compare ou à un oiseau qui voltige de l'un à l'autre, ou
à un vent, ou à un éther, peu importe, toujours à
quelque chose de matériel ; et l'on croit résoudre la
difficulté en affirmant que si cette mémoire était l'un
ou l'autre de ces objets, elle ne pourrait ni tâter si-
multanément deux autres objets, ni parcourir pour
les palper la distance qui les sépare. Nous déclarons
à notre savant antagoniste que ces explications
nous font l'effet du roman ou de la mythologie : il
conviendra que s'il n'avait jamais eu ni yeux, ni
oreilles, ni mains pour voir ou palper les corps et
pour entendre les discours de ses semblables, il
n'aurait jamais trouvé cet argument, et il nous per-
mettra de le ranger au nombre des hypothèses. La
mémoire est un des phénomènes de l'excitation cérébrale, observable chez un certain nombre d'ani-

2

maux, aussi bien que chez l'homme ; mais seulement quand ils se trouvent dans certaines conditions : la mémoire n'est explicable par aucune comparaison, attendu qu'elle ne ressemble qu'à elle-même. Voilà la substance de ce qu'a dit M. Broussais , et nous ne trouvons rien pour le moment à y ajouter.

M. Massias critique, dans l'*Irritation*, *un quelque chose* de matériel qui rattache la perception actuelle à la perception passée, et ce quelque chose c'est la *liaison des idées* (1). Sans doute M. Broussais aurait pu désigner, dans le passage cité, ce *quelque chose* autrement que par les mots *liaison des idées ;* mais il n'était pas encore arrivé au point de la démonstration où il se proposait de *désontologiser* complètement les facultés intellectuelles ; et M. le baron Massias aurait pu se convaincre par la lecture complète de l'ouvrage, que la *liaison des idées* n'est, aux yeux de M. Broussais, qu'un mode d'excitation du cerveau qui se développe à l'occasion d'un autre mode ; mais l'auteur de l'*Irritation* s'est bien gardé de faire de cette liaison une entité, comme le suppose M. Massias.

Volonté, libre arbitre.

» L'ÊTRE intelligent ne peut connaître, se con-
» naître, connaître son identité , sans *vouloir* être.
» Dans intelligence, dans mémoire est volonté,
» comme dans volonté sont intelligence et mémoire.
» La volonté n'est donc pas un phénomène produit

______
(1) *Observations,* etc., page 15.

» à chaque instant à neuf par le système cérébral,
» comme le prétend M. Boussais; mais elle est une
» propriété inhérente au principe intelligent hu-
» main (1). »

C'est ainsi que M. Massias réhabilite toute l'ontologie des facultés intellectuelles que M. Broussais
avait détruite. La question de la volonté, considérée
comme faculté immatérielle, se lie si étroitement à
celle du principe de toutes les autres facultés, ou de
l'être intelligent non matière de M. Massias, qu'avoir
détruit ce principe, c'est avoir anéanti toutes les facultés dont il est composé, ou qu'il produit; car les
ontologistes se permettent toutes sortes de licences
dans la création de cet être. Nous ne pourrions donc
rien dire ici de radical qui ne fût ou la répétition du
commencement de cet article, ou la substance de
celui de M. Broussais; mais nous pouvons rectifier
quelques unes des assertions de M. Massias sur la
volonté. Oui, le phénomène de la volonté est produit
à chaque instant à neuf par le système cérébral,
aussi bien que l'intelligence et la mémoire : oui, il
dort et est suspendu, aussi bien que ces deux phénomènes, dans certaines conditions du cerveau, avec
lequel d'ailleurs il s'est développé : oui, c'est une
autre action du cerveau qui suspend le mouvement
qui portait l'homme à saisir une orange qui ne lui
appartient pas (2); c'en est un autre qui le porte à
se priver d'un aliment nécessaire pour le donner à

(1) *Observations*, etc., page 15.
(2) *Ibid.*, page 16.

son père ou à son enfant, c'en est un autre encore qui l'oblige à retenir le cri que la douleur allait lui arracher, etc., etc.

M. Massias conclut de ces faits interprétés à sa manière, que *nous pouvons produire des excitations encéphaliques qui dominent celles que réveillent nos appétits.* Quel est le *nous* dont il veut parler? ce *nous*, c'est encore l'appareil encéphalique; mais c'est cet appareil excité dans le mode qui appartient au besoin d'observation si bien distingué par M. Broussais des autres besoins, ou, si l'on aime mieux, excité dans les portions de son système nerveux, consacrées à ce besoin particulier. Voilà tout ce que l'espace qui nous est donné nous permet de dire à M. le baron Massias ; s'il veut plus d'éclaircissemens, il peut relire M. Broussais et observer ensuite sans prévention les phénomènes de l'innervation dans les différens animaux sains et malades. C'est à tort qu'il veut excepter les malades et les fous de l'espèce humaine des lois qu'il impose à la volonté : ils font partie de l'espèce aussi bien que les fœtus, et c'est mal se tirer d'affaire que d'alléguer que l'être-immatériel n'opère pas librement dans des organes détériorés, quand on n'a pas démontré la nature mixte de l'homme, quand on n'a pu prouver, et même quand on a nié le contact du matériel avec ce qui ne l'est pas, puisque l'on n'a pas même réussi à prouver l'influence sans contact.

Dire, *nous voulons parceque nous voulons* (1),

_____

(1) *Observations*, etc., page 17.

c'est ne rien dire, puisque l'on peut prouver qu'une modification des organes nous fait d'abord vouloir malgré nous, et nous réduit ensuite à agir sans volonté. S'il y a des appareils nerveux encéphaliques pour les phénomènes de volonté, indépendans des premiers besoins, ces appareils peuvent être malades primitivement ou secondairement, et ils peuvent se trouver dans un état qui ne laisse plus apparaître aucun acte de volonté. De ce que bien des gens du monde n'ont pas observé tout cela, il ne résulte pas qu'ils aient droit de le nier aux pathologistes ; et nous sommes tout surpris de trouver cette dénégation dans la bouche d'un homme aussi poli et aussi modéré que M. le baron Massias.

Cet écrivain veut qu'on dise *en langage physiologique* : « Le libre arbitre de l'homme, dans son » état normal, peut produire des excitations encé- » phaliques qui dominent celles qui réveillent nos » appétits (1). »

Nous n'adopterons jamais une pareille locution : elle érige en entité indépendante une série de phénomènes évidemment nerveux, et l'on ne comprend pas comment une entité, ainsi faite, est susceptible d'un état normal et d'un état anormal. Au surplus, elle est jugée par ce qui vient d'être dit et par ce qui l'avait été précédemment.

M. Massias explique les lésions de la volonté par suite de celles du cerveau, en disant *qu'il n'est pas merveilleux qu'un être mixte* tel que l'homme, *des-*

____

(1) *Observations*, etc., page 17.

tiné à faire ses fonctions au moyen du cerveau, ne puisse les exécuter normalement lorsque ce dernier est gravement blessé ; mais il ne veut pas *perdre son temps* à développer cette proposition (1). L'homme n'ayant point été prouvé mixte par M. Massias, qui d'ailleurs n'a point réfuté les raisonnemens du docteur Broussais contre la double nature de l'homme et contre le roman de l'embarras du principe non matière dans une organisation délabrée , nous perdrions aussi notre temps à lui répondre ici formellement.

M. Massias ne veut pas que les maladies puissent abolir la volonté (2) : tant pis pour lui.

M. Massias a mal compris M. Broussais, quand il donne comme une concession forcée de sa part d'avoir fait produire le libre arbitre dans le cerveau. M. Broussais a reconnu dans l'encéphale, avec M. Gall, un appareil pour les fonctions de relation et les mouvemens volontaires ; mais il a de plus noté l'influence que cet appareil reçoit des viscères. M. Massias n'a pas bien étudié M. Broussais.

De ce que M. Broussais regarde le mot *liberté* comme une formule, et non comme une entité, M. Massias conclut que la vérité ne serait aussi qu'une formule (3). La vérité, ce sont les faits bien observés. M. Broussais est préparé à cette question, puisqu'il passe sa vie à la recherche des faits et aux moyens de les constater.

(1) *Observations,* etc., page 17.
(2) *Ibid.,* page 18.
(3) *Ibid ,* page 18.

M. Massias rapporte, en finissant cette partie de son ouvrage, une tirade de J.-J. Rousseau, fort éloquente sans doute, mais qui ne répond à aucun des faits fournis par l'observation attentive des fonctions de l'encéphale. Dans un second article, nous examinerons les raisonnemens de M. Massias en faveur du principe intelligent humain, et nous apprécierons les efforts qu'il fait, contradictoirement à M. Broussais, pour soustraire l'intelligence au système nerveux et la placer... nous verrons si nous pouvons découvrir où.

———

IMPRIMERIE DE LACHEVARDIERE, RUE DU COLOMBIER, N. 30, A PARIS.

RÉPONSE

AUX

OBSERVATIONS

DE M. LE BARON MASSIAS

SUR LE LIVRE

DE L'IRRITATION.

(II⁰ Article.)

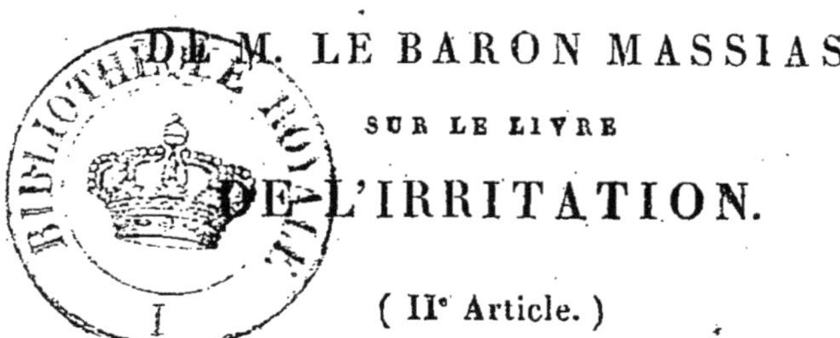

Action du principe intelligent humain et de ses propriétés.

M. le baron Massias ouvre la discussion sur les questions qu'embrasse ce titre par celle des propriétés de la matière. Tous les physiciens, dit-il, regardent la matière comme étendue, impénétrable, indéfiniment divisible, et le plus grand nombre la regardent comme inerte (1). M. Massias range M. Broussais parmi ces derniers ; mais nous pensons que ce n'est pas d'après son traité de l'Irritation et de la Folie, car l'opinion de l'auteur de cet ouvrage sur la matière, quoique non exprimée *ex professo*, doit se résumer bien différemment. En effet, toutes les formes de la matière n'étant pas connues, il est nécessairement impossible de déterminer ses propriétés, et c'est à cela que se réduit

(1) *Observations*, etc., page 21.

(2)

l'opinion de M. Broussais, qui ne cesse de recommander l'investigation des phénomènes par le moyen des sens et de l'induction.

On ne saurait donc accorder à M. le baron Massias que la matière soit inerte, et lorsqu'un instant après l'avoir ainsi posée, il s'étonne de voir les physiologistes lui concéder l'activité, on peut trouver quelque plaisir à lire ses phrases ; mais on ne saurait éprouver aucune conviction : voici le passage. « Il est, pour les physiologistes sensualistes une autre sorte de matière étendue, impénétrable, divisible sans doute comme l'autre, mais par elle-même active et intelligente, opérant en tant qu'unité indivisible, et en rapport avec toute l'organisation ; exécutant, au moyen de l'instinct qu'elle crée, plus de merveilles que n'en peut produire et comprendre le plus habile mécanicien, et sachant ce qu'ignore le plus profond géomètre : elle se connaît et les objets autres qu'elle ; elle calcule les lois de l'univers, s'élève à l'idée du souverain moteur, adore et prie ; elle veut et ne veut pas, sacrifie ses penchans à ses devoirs, et se dévoue à une mort volontaire en redevenant matière brute par sa décomposition (1). » Puis il ajoute en note : *Si c'est de la matière qui se voue à la mort, elle va contre la première loi des êtres vivans, qui veulent avant tout leur conservation* (2).

Le raisonnement caché sous cette tirade vraiment

(1) *Observations*, etc., page 21 et 22.
(2) *Ibid.*, page 22.

pittoresque, est ce qu'on appelle dans l'école *démonstration ab absurdo;* c'est de la rhétorique, de l'éloquence si l'on veut, mais ce n'est pas de la logique; et cette tirade aurait perdu toute sa force si l'on prouvait seulement deux choses : la première, qu'il n'est nullement absurde d'attribuer à la matière des phénomènes d'intelligence ; la seconde, qu'en les attribuant à autre chose qu'à de la matière, on avance une proposition vide de sens. Or le premier point est démontré par l'anatomie comparée, puisqu'on trouve chez les animaux des actes d'intelligence extrêmement compliqués, et l'on ne saurait trop admirer le silence des psychologistes de nos jours, sur cette importante question : la mémoire, la délibération, le choix, la réflexion, la liberté jusqu'à certain point, s'observent aussi bien chez les animaux que chez l'homme, qui ne jouit aussi de la liberté que jusqu'à un certain point, quoiqu'il en possède davantage ; mais le degré ne change pas la nature d'un fait, et d'ailleurs l'homme est souvent dans le cas d'avoir moins d'intelligence qu'un renard. Les spiritualistes veulent que des facultés, telles que la mémoire des lieux, des physionomies, qui existent chez les animaux à un plus haut degré que chez l'homme, soient matérielles chez les premiers et immatérielles chez le second ; tandis que les physiologistes soutiennent que ces facultés dépendent de l'action nerveuse chez le second aussi bien que chez les premiers ! De quel côté est l'absurde ?

Le second point de la question résulte, comme

nous l'avons déjà répété d'après M. Broussais, du sens du mot *immatériel*, puisqu'il est bien prouvé par le même auteur, que, n'ayant d'autres idées que celles qui nous viennent des sens, c'est-à-dire, de la matière, nous ne pouvons attribuer au prétendu immatériel que des qualités purement matérielles.

Nous concevons que ces raisons ne détruisent pas la surprise que nous cause la production des phénomènes d'intelligence par la matière, parcequ'elles n'en donnent point l'explication ; mais si l'explication qu'on voudrait en donner se réduisait à faire agir l'immatériel comme le matériel, il serait inutile d'y recourir ; il vaudrait mieux garder son étonnement que de le faire cesser en se payant d'une explication insignifiante, il vaudrait mieux avoir toujours cru à son ignorance que de la sentir plus vivement après s'être persuadé qu'on en était sorti. Eh bien! tel est précisément l'état de la question soutenue par M. Massias : il n'est nullement absurde de raisonner comme il fait raisonner son physiologiste pur dans la tirade citée ; il n'y a que l'ignorance des faits de la nature animale, ignorance causée par le défaut d'observation, qui puisse faire trouver là de l'absurdité, à peu près comme les savans du siècle de Galilée en trouvaient dans l'assertion que le mouvement diurne est exécuté par la terre au lieu de l'être par le soleil.

M. Broussais a suffisamment expliqué les dévouemens héroïques et même le sacrifice de la vie, non seulement dans le traité de l'Irritation , mais même dans sa Physiologie ; il les a attribués au dé-

veloppement et à l'exercice des appareils nerveux
d'observation et de relation, et a prouvé son assertion par des faits fournis, par l'homme et par les
animaux. C'est tout ce qu'il pouvait faire sans tomber dans l'hypothétique. Au surplus, M. Massias a
grand tort de s'étonner que la matière se voue à
la mort ; car, sans parler des dévouemens héroïques
du chien, qui n'est que matière selon lui, le sacrifice de la vie est un fait très ordinaire chez les animaux femelles, pour la défense et la protection de
leurs petits. La loi *qui veut la conservation des
animaux* produit souvent des actes qui ont pour
résultat leur destruction, témoin les papillons qui
viennent se brûler à la chandelle, et les insectes
que nous prenons journellement avec du miel.

Après une courte discussion, M. Massias réduit
la question à ce qui suit : *La matière est-elle intelligente, ou l'intelligence est-elle immatérielle* (1)?
Dans la première opinion, il trouve, dit-il, deux mots,
et deux idées inconciliables ; nous venons de prouver que cette *inconciliabilité* n'existe pas. Il pense
que cette opinion mène à l'impossible, au contradictoire, à l'absurde ; nous avons fait voir que c'est
le contraire. Il ajoute que les difficultés qui naissent
de la seconde opinion ou théorie sont de la nature
de celles qui sont inhérentes à toutes les sciences ;
mais il croit qu'elles ne renversent point celle-ci
(la psychologie) par ses fondemens, bien qu'elles
soient insolubles : pourquoi s'étonner, selon lui,

______
(1) *Observations*, etc., page 22.

qu'on ne puisse pas expliquer comment l'esprit agit sur l'organisation, puisqu'on ne peut espérer de savoir ce que sont et l'esprit et la matière (1)?

M. Massias, trop précipité dans les attaques que lui inspire son zèle pour le psychologisme, oublie toujours que celui qu'il critique a réduit le mot *immatériel* à un non-sens, c'est-à-dire à l'absence de tout ce qui est observable par l'homme tel que nous le voyons ; tandis que, sans connaître la matière ou l'essence de la matière, on peut observer par les sens les phénomènes qui s'y manifestent, et acquérir la certitude de leur existence sans avoir besoin de les expliquer. Il est vraiment étonnant qu'on ne puisse amener aucun psychologiste au point précis de la question.

Il continue: *Dans la croyance que l'âme est une intelligence immatérielle en rapport avec le corps, on n'est gêné par aucun fait physiologique...* (2). Fort bien ; vous arrangez cela, mais vous faites une fiction qui ne persuade pas les logiciens : vous supposez pour vous mettre à votre aise, vous ne prouvez pas.... répondez donc à ce reproche.

Dans *l'hypothèse d'une matière intelligente, on marche entre deux ordres de phénomènes qui ne se tiennent par aucun lien, qui se combattent, se repoussent...* Quoi donc, vous reproduisez un argument réfuté ! on parlerait ainsi durant l'éternité : renvoyons M. Massias à l'ouvrage qu'il croit combattre,

_____

(1) *Observations*, etc., page 23.
(2) *Ibid.*, page 23.

ou bien à ce que nous venons de lui dire , et voyons s'il va produire du nouveau en *étayant le spiritua-lisme de quelques preuves presque directes et immé-diates* (1).

Point d'action primitive sans intelligence et volonté (réfuté) ; *point de volonté sans liberté* (réfuté) ; *point de liberté dans la matière* (réfuté par la détermination du véritable sens du signe *liberté*) ; *or , nous avons prouvé que notre principe intelligent est libre* (il n'a rien prouvé) ; *il est donc immatériel* (fausse conclusion), *puisqu'une chose est ce sans quoi elle ne peut être conçue.* Un mot encore sur ce second terme : en réduisant les mots *principe intelligent , liberté , immatériel* à leur juste valeur, M. Broussais avait rendu un tel raisonnement impossible ; M. Massias oublie tou-jours qu'il faut prouver que le mot immatériel si-gnifie autre chose qu'un jugement porté par l'homme sur l'absence des choses qui lui sont connues ; il oublie qu'il faut démontrer qu'intelligence et liberté ne sont pas des modifications de la substance céré-brale vivante. On les lui montre dans cette subs-tance : *voilà le positif.* Ils n'y sont pas , nous dit-il... Qu'il les fasse donc voir isolés de cette substance ; autrement, nous lui dirons : Voilà l'hypothèse. C'est une plaisante argumentation, celle de qualifier d'hy-pothèse l'exposition des physiologistes, qui rap-portent scrupuleusement ce qu'ils ont observé dans le système nerveux, de séparer les phénomènes en

____

(1) *Observations,* etc. , page 25.

deux séries, et d'introduire une cause imperceptible à tous les sens, c'est-à-dire, à tous les moyens d'observation, pour empêcher les physiologistes d'avancer trop légèrement des hypothèses. Ceux-ci racontent qu'ils ont vu un être vivant réagir sur l'impression d'un corps extérieur qui l'a touché ; par exemple, un homme endormi se lever contre l'ennemi qui vient de lui porter un coup de lance. Arrêtez, interrompent les psychologistes : vous supposez que c'est cet homme qui a réagi ; afin de vous préserver de cette ridicule hypothèse, répétez avec nous que c'est un principe qui est en lui qui l'a poussé à cette résistance ; autrement, vous serez toujours à côté du vrai. Mais montrez-nous ce principe, leur diront les physiologistes. Qu'avez-vous besoin de le voir ? répliqueront-ils. Nous vous protestons qu'il existe, cela doit vous suffire ; d'ailleurs, ce n'est pas à nous à vous le montrer, puisque nous ne savons pas disséquer ; c'est à vous de le découvrir dans la matière cérébrale, et de nous prouver par là qu'il n'est pas immatériel.

Mais nous n'avons nul besoin de votre principe, répliqueront encore les physiologistes, et puisque vous l'avez trouvé sans dissection, faites en sorte que nous l'apercevions de la même manière ; autrement, nous vous dirons que vous nous proposez une hypothèse, et comme nous n'en avons que faire, nous vous rendrons mille grâces et nous vous la laisserons pour votre usage.

« Si la matière pensait par sa nature, elle penserait » toujours ; car on ne peut pas cesser d'être un seul

(9)

» instant ce qu’on est essentiellement : or, la ma-
» tière ne pense pas toujours ; la pensée lui vient
» donc d’une chose qui n’est pas matérielle (1). »

Voilà un de ces sophismes qui peuvent peut-être
séduire quelques personnes inattentives , mais qui
ne résistent pas à un examen sérieux. 1° Il résulte-
rait de ce raisonnement que la matière devrait
toujours manifester les phénomènes qu’elle a une
fois montrés. Mais on sait que les phénomènes va-
rient suivant les différentes formes de la matière, qui
ne peut être conçue que dans un état de métamorphose continuelle. 2° Penser est, pour l’observateur
sans préjugés, sur la même ligne que sentir , que se
mouvoir : c’est ce qu’il y a de plus prouvé en anthropo-zoologie. M. Broussais s’est attaché à le démontrer, en exposant le développement de l’homme
dans le quatrième chapitre de son *Irritation*. D’ailleurs les animaux, que ces messieurs regardent comme
n’étant que de la matière sentante, se meuvent et
pensent ainsi que l’homme : il n’y a de différence
que dans le degré, et l’homme embryon leur est in-
férieur en pensée. Donc il n’est pas de la nature de
la matière de toujours penser. L’animal, l’homme
lui-même , ne pensent que dans certaines conditions
de leur corps : l’embryon humain, l’apoplectique ,
l’agonisant dans bien des maladies, ne pensent
pas ; et, pour expliquer cela, dans le système des
psychologistes, il faut recourir au roman de l’op-
pression et des voyages d’une entité qui ne saurait

(1) *Observations,* etc. , page 24.

être incarcérée dans un cerveau, recevoir la volée pour revenir ensuite s'y loger, y rester muette, etc., etc., puisqu'elle n'est point susceptible de contact avec la matière, etc. La majeure de M. le baron Massias étant reconnue fausse, que devient le reste de son syllogisme? M. Massias continue: *Le vulgaire des penseurs ne croit possibles que les corps; les penseurs doués d'une excessive énergie de réflexion ne croient qu'à l'âme.* Substituons à ces derniers mots ceux qui suivent : *les penseurs doués d'une* EXCESSIVE *énergie de réflexion, sont dans l'*EXCÈS, *et réalisent des abstractions. Tout ce qui se passe dans l'univers*, continue M. Massias, *pourrait avoir lieu pour nous sans matière.* Rien d'étonnant, puisque vous êtes comme ces penseurs dans l'excès et dans la réalisation de l'abstrait. Mais il ajoute, entre parenthèse, *Au moins sans matière inerte*, et il se trouve d'accord avec M. Broussais, qui n'admet point d'inertie absolue dans la matière. Puis il termine la phrase en disant : *Mais non sans intelligence.* Cette assertion résulte d'une induction que le docteur Broussais a notée comme un résultat inévitable du spectacle de l'univers ; mais cette induction ne donne matière à aucune explication sur cette intelligence, puisqu'on ne peut en parler qu'en la modelant sur celle de l'homme.

Si nous n'étions que matière, comment notre nature pourrait-elle se mentir et se dire qu'elle est autre chose qu'elle-même?.. Argument singulier, par lequel M. Massias pourrait justifier les rêveries les plus extravagantes. Ne peut-elle pas se tromper?

11

Il résume tout ce qui précède de la manière suivante : *L'intelligence est ou simple, ou étendue ; or,
elle ne peut être étendue, donc elle est simple...* Mais
cet argument est réfuté d'avance par l'explication
que M. Broussais a donnée de l'intelligence, qui, étant
un phénomène *sui generis*, observable seulement
dans la matière vivante, ne saurait être comparée aux
corps qui peuvent se mesurer, se décomposer, et dans
la comparaison desquels on a pris les idées de l'un
et du multiple, du simple et du composé, idées que
l'on n'aurait point sans l'exercice des sens.

C'est sur la même fausseté de comparaison que
M. Massias se fonde, quand, pour répondre à
M. Broussais, qui dit que *les rationalistes sont réduits
comme les physiologistes à recourir aux choses que
les sens leur ont fait connaître pour donner aux
autres des idées de leurs pensées,* il ajoute : « On
» aurait vainement recours aux sens pour donner la
» forme de la volonté, de la mémoire, de la vision,
» de l'audition, du tact, de l'olfaction et de la dé-
» gustation (1). » Fort bien ; mais, de ce que les
phénomènes nerveux qui constituent ces actions
ont lieu sans frapper les sens, il ne résulte pas
qu'ils soient immatériels. D'ailleurs, il ne s'agit pas
de donner une forme à la volonté, etc. ; la forme
n'appartient qu'au corps dont ces phénomènes sont
des modifications ; et ce corps, c'est le cerveau.

Quoiqu'il pense avoir complètement triomphé

______

(1) *Observations,* etc., page 25.

par les raisonnemens que nous venons de réfuter,
M. Massias poursuit le docteur Broussais dans la
question de la perception , en attaquant six propositions de cet auteur, que nous ne transcrirons, pour
ménager l'espace , qu'en tête de la discussion qui les
concerne. M. Massias va parler , et nous allons lui
répondre.

1° *La perception est le phénomène unique de l'intelligence* (1) : telle est la première de ces questions.
M. Massias répond : « Quand on juge , on est actif;
quand on perçoit, on est *presque entièrement* passif. » ... Pourquoi cette restriction? on est passif, ou
on ne l'est pas. Nous disons, nous : Dès qu'on perçoit, la stimulation qui nous donne la perception
nous a rendus actifs ; et, du moment que nous per-
cevons, nous jugeons, car nous saisissons des diffé-
rences ; sans quoi, il n'y aurait point perception ,
il n'y aurait qu'une stimulation sans résultat intellectuel. Mais l'activité existe lors même que l'excitation ne se rattacherait à aucun objet extérieur;
telles sont plusieurs excitations que nous rece-
vons souvent de l'intérieur de nos viscères. Mais
M. Broussais a prouvé qu'au bout d'un certain temps
ces stimulations des sens internes se trouvent asso-
ciées avec celles des sens externes. M. Massias continue: «Le jugement est un acte positif par lequel on
» prononce sur l'être ou sur le mode d'être des ob-
» jets ; la perception est l'appropriation d'une idée

(1) *Observations,* etc. , page 27.

(13)

» ou d'une affection. »... Cette appropriation (langage
figuré) ne saurait se faire sans un jugement : seulement
il est moins compliqué ; c'est ce que les classiques ont
nommé *jugement intuitif.* « Vous pouvez également
» distinguer de la perception, la réflexion, la compa-
» raison, le raisonnement, l'induction ; donc la per-
» ception n'est pas le phénomène unique de l'intelli-
» gence (1). »... Les classiques ontologistes ou spiritualistes ont déjà accordé ce point, que toutes ces
opérations ne sont autre chose que des séries de jugemens plus ou moins complexes dans leur objet.
Nous ne savons pas pourquoi M. Massias revient sur
cette question. Nous avons prouvé que, dans la perception d'une chose quelconque, il y a jugement : le
jugement est reconnu actif par M. Massias ; donc la
perception est active. Elle se répète dans toutes les
autres opérations qu'il cite, ou, si l'on aime mieux,
ces opérations ne sont que des perceptions plus
ou moins complexes. D'autre part, elles sont les
seuls phénomènes de l'intelligence admis par M. Massias ; donc la perception est le phénomène unique
de l'intelligence, telle que la conçoit M. Massias.

2° *La perception a lieu dans le cerveau...* M. Massias accorde ; mais il reproche aux psychologistes
d'avoir localisé ce principe intelligent, *lequel peut
agir à distance, ainsi que le principe de vie et les
autres forces de la nature...* Si M. Massias ne localise pas le principe intelligent dans le cerveau, où
le localisera-t-il ? à quelle distance le fera-t-il planer

<hr>

(1) *Observations*, etc., page 28.

(14)

sur la tête de l'embryon, de l'asphyxié, et quels
seront ses moyens de démonstration pour ce nouveau genre d'assertions? S'il ne le localise nulle part,
quelle raison donnera-t-il pour que la pensée ne
soit pas également dans tous les membres? que dis-je!
dans toutes les parties de l'univers au même instant?..
Voyez d'ailleurs la réponse déjà donnée à l'action
prétendue immatérielle des corps physiques.

3° *La perception n'est pas l'effet, le résultat de
l'excitation du cerveau...* «Elle sera donc un fait tel
» qu'il n'en existe point d'autre, sans cause et sans
» conséquences, un phénomène mutilé.»... Non, elle
ne sera pas cela, puisqu'elle sera ce qu'on va voir
sous le numéro suivant; et le lecteur n'en douterait
pas, si M. Massias n'avait lui-même mutilé la proposition, en n'en offrant que la partie négative, c'est-à-
dire en n'en donnant aucune idée.

4° *La perception est l'excitation elle-même du
cerveau.* L'objection de M. Massias contre cette
proposition peut se réduire à ce qui suit: (A)
« Dans excitation il n'y a que mouvement commu-
» niqué, déplacement de parties, rien de commun
» avec la perception. »... Nous répliquons: il n'y a
pas mouvement mécanique communiqué d'un corps
inerte à un autre, comme lorsqu'une bille frappe
une autre bille; il y a mouvement d'une matière vivante, préparée pour l'excitation, dans les hommes
comme dans les animaux; et c'est cette excitation
qui, dans certains modes, s'appelle perception. Cela
est prouvé par l'observation, qui ne montre pas autre
chose que de la matière nerveuse en action, et le mot

perception n'est qu'un signe qui rappelle ce phénomène.

(B) « L'excitation étant matérielle, selon M. Brous-
». sais, une portion de matière mue ne saurait se
» percevoir elle-même ; donc la perception n'est pas
» l'excitation elle-même du cerveau (1)...» Détruisons
les entités enfantées par ce langage. L'excitation est
de la matière vivante en action ; nous ne pouvons
pas savoir tout ce qui se passe dans cette action , ni
déterminer tous les genres de mouvemens qui y sont
exécutés ; car nous n'avons aucun sens qui nous
mette en rapport avec les mouvemens moléculaires.
Mais nous savons, par l'observation de nos sens
appliqués aux autres, et par l'observation de nous-
mêmes, que celui qui a sa matière nerveuse cérébrale
en état d'excitation, se perçoit en percevant les corps
différens de lui. Nous savons donc cela sans pouvoir
en donner l'explication, et nul ne peut le nier sans
aller contre le témoignage de ses sens. Personnifier
excitation, pour la comparer à *perception* également
personnifiée, ne donne aucun moyen de confirmer
ou d'infirmer les faits observés, puisque ces deux
mots, malgré leur réalisation, ne sont que des signes
pour représenter un animal, c'est-à-dire la matière
nerveuse en état d'action.

« Concevez, si vous le pouvez, dit ironiquement
» M. Massias, une portion de matière mue se per-
» cevant elle-même. » En disant matière en général,
il insinue aux gens du monde l'idée de la matière

____

(1) *Observations*, etc., page 29.

(16)

dite brute ; mais il s'agit de la matière vivante et nerveuse qui se perçoit manifestement chez les animaux,
que M. Massias donne pour de la matière pure.
D'ailleurs il n'est pas question de concevoir *comment*
cela se fait , mais d'être assuré que cela se fait ; et
nous le sommes. Les psychologistes retombent toujours dans la question du comment.

Au surplus, interrogeons-les à notre tour pour voir
s'il n'y aura pas quelque chose de plus incompréhensible dans leurs assertions que dans les nôtres ; di-
sons-leur : « Concevez , si vous le pouvez , quelque
» chose qui n'est que la négation ou la non-existence
» de tout ce que nous connaissons ; c'est-à-dire, con-
» cevez l'inconnu se percevant lui-même , percevant
» quoi que ce soit : avez - vous une idée bien claire
» de cela ? »

M. Massias reproche à M. Broussais d'avancer
que *tous nos jugemens se réduisent à la perception
de la perception, et que percevoir soi-même percevant constitue toutes nos facultés intellectuelles* (1).
C'est ici plus particulièrement que M. Massias, qui
croit avoir gagné la partie, s'égaie aux dépens des
physiologistes. Qu'il parle, nous lui répondrons.
« La perception est excitation : (2) (oui, avec réaction pour distinguer l'objet perçu de tout autre ;
sans cela point de perception, mais simple excitation.)» dans excitation, quelque chose ou quelqu'un
est excité, (oui, le cerveau, et par conséquent

(1) *Observations,* etc., page 29.
(2) *Ibid.,* page 30.

l'individu.)» est dans un état passif ; (non, dès le moment qu'il perçoit, il est actif.) « mais percevoir » est actif ; » (oui, et il n'y a pas de contradiction, d'après la distinction faite plus haut, et rappelée ici.) « dans percevoir il y a donc de l'actif et » du passif : on est excité et l'on excite. » (Il n'y a que de l'actif, une action en provoque une autre.) « Qui excite-t-on, ? (*on*, qui doit ici représenter l'agent extérieur, excite l'encéphale par le moyen d'un sens.) « soi-même percevant ; » (sans doute : on excite l'encéphale réagissant dès qu'il a été averti par la stimulation venue du dehors ; car, s'il n'avait pas réagi, il n'y aurait pas eu perception, il n'y aurait eu qu'excitation simple, c'est-à-dire sans conscience, telle qu'on la voit chez l'apoplectique qui remue sa jambe quand on la pince, et qui n'a l'idée ni de la douleur ni du mouvement qu'elle lui fait faire.) « mais ce soi-même, en tant que per-» cevant, est excitant et excité ; » (le cerveau actif une première fois pour percevoir l'excitation, c'est-à-dire pour produire l'idée de l'objet excitant, est actif une seconde fois pour percevoir sa propre perception.) « dans la perception, c'est donc un objet excité et » excitant qui excite un objet excité et excitant ; » (Ce jeu de mots, instrument intentionnel de ridicule, ne produira point cet effet sur les physiologistes qui connaissent l'anatomie ; car l'objet excité, c'est-à-dire le cerveau, appareil complexe formé d'un grand nombre d'appareils secondaires et d'organes nerveux, ne produisant la perception que parcequ'il est devenu actif, peut bien devenir exci-

tant de lui-même réagissant une seconde fois.
Il suffit pour cela que l'excitation soit reflétée de
l'appareil nerveux de réception sur un autre, et
de celui-ci sur un troisième ; car tous les appareils
se communiquent l'excitation, et réagissent à l'instant même. Reste à savoir comment ces excitations
réciproques se convertissent en phénomènes d'i-
dées, de conscience d'idées, etc., etc. ; mais cet inconnu ne disparaît point par la supposition et la
localisation dans le cerveau, ou à côté, d'un être qui
ne serait que la négation ou l'absence de tout ce
que l'on peut connaître par les sens.) « et cet objet
» est soi-même, et ainsi, sans discontinuation, dans
» toutes séries d'idées, de sensations, de souvenirs. »
(L'étonnement du psychologiste vient de ce qu'il
n'a en vue qu'une prétendue unité indivisible,
le soi-même, qui, dans le fait, n'est autre chose
qu'une perception, c'est-à-dire une idée ; s'il pensait à un ensemble d'organes, s'excitant mutuel-
lement, son étonnement tomberait sur ce qui est
vraiment incompréhensible, l'explication de ce que
nous nommons perception d'idées, conscience,
par l'excitation *de cet ensemble d'organes*, et il
n'ajouterait pas ce qui suit.) « Il est incompréhen-
» sible comment l'auteur s'est laissé préoccuper au
» point de ne pas s'apercevoir de cette tautologie
» de mots et d'idées. Forcé par ses doctrines d'attri-
» buer à la matière des propriétés et des fonctions
» qu'elle n'a pas, et d'allier des choses disparates,
» son style, comme il devait arriver nécessairement,
» n'a pu exprimer ce qui est faux et incohérent, et

» ses paroles ont protesté contre ses opinions (1). »
(Nous en sommes fâché pour la politesse de
M. Massias ; mais il faut qu'il prenne pour lui cette
phrase, à quelques changemens près ; par exemple,
il faudra dire de lui : *forcé par ses doctrines d'attribuer à rien des propriétés et des fonctions que ce
rien n'a pas...* mais, comme nous avons aussi notre
politesse, nous n'achèverons pas.)

Maintenant M. Massias ajoute : « Dans percep-
» tion est autre chose qu'excitation ; il y appro-
» priation d'une idée ou d'une affection. Dans la
» perception, par exemple, d'un éléphant, il y a
» image intérieure, et, s'il est présent, vue extérieure
» de l'animal. L'excitation, nous l'espérons, n'est ni
» l'éléphant, ni son image formée de rayons lumi-
» neux, etc. (2). Certes ce n'est point l'image qui,
» dans l'animal vivant, se voit elle-même, sa cou-
» leur, ses grandeurs diverses, et l'objet, qui est hors
» de l'œil ; c'est encore moins elle qui juge que sa
» grandeur effective, qui n'est que de quelques
» points, correspond à un éléphant de douze pieds
» et d'un volume colossal (3). »

Que signifient ces mots *appropriation d'une idée,
d'une affection ?* L'idée et l'affection ne sont-elles
pas présentées ici comme des corps dont un homme
va prendre possession ? M. Massias les considère-t-il
avant la prise de possesion, dans un objet animé,

(1) *Observations,* etc. , page 3o.
(2) *Ibid.,* page 31.
(3) *Ibid., ibid.*

dans un animal et dans un homme , et situés à l'extérieur ; ou bien les voit-il en l'air, dans l'espace,
dans le vide, dans. . . . ., enfin dans la région des
esprits ? Que de choses il aurait eu à dire pour faire
bien comprendre aux lecteurs ce que c'est qu'une
idée dont ils vont prendre possession !

M. Massias nous parle de l'image en petit d'un
éléphant, peinte sur la rétine d'un homme, d'après
les expériences des physiciens sur l'œil préparé de
manière à représenter la chambre obscure, et il demande si l'éléphant ou son image formée de rayons
lumineux, sont de l'excitation, et si l'image se voit
elle-même, voit ses couleurs, ses grandeurs diverses
et l'objet qui est hors de l'œil, et juge que sa grandeur
effective, qui n'est que de quelques points, correspond à un éléphant de douze pieds et d'un volume
colossal (1). Ici l'explicateur par hypothèse est pris
sur le fait : il se figure la nécessité d'un être immatériel,
logé dans le cerveau pour contempler de là l'image
peinte sur la rétine par le faisceau de rayons visuels que
la densité des humeurs de l'œil a fait converger sur
un des points de cette expansion nerveuse. Il ne s'a-
perçoit pas que si l'homme voit l'image de l'objet
dans la chambre noire ou dans l'œil extrait d'un
animal mort, il ne doit cette vue qu'à son appareil
oculaire : d'où il faudrait conclure que le spectateur
immatériel assis dans la pulpe cérébrale devrait
posséder aussi un appareil oculaire ; ce qui con-

____

(1) *Observations*, etc., page 31.

duirait peut-être à lui supposer un cerveau dans lequel serait un autre appareil oculaire, et ainsi de suite. M. Massias nous dira où cela doit s'arrêter; mais il est toujours évident que, puisque ce philosophe juge de son être immatériel par un homme qui ne voit qu'avec des organes matériels, il le modèle sur la matière et le fait abdiquer la nature qu'il tient tant à lui conserver. Si ce n'est pas cette hypothèse qu'il admet tacitement, c'en est une autre non moins hardie : celle de supposer que l'être immatériel peut voir sans yeux, comme il peut entendre sans oreilles, supposition qui répugne, parcequ'elle se réfute elle-même par la contradiction qui est dans ses termes.

Demander aux physiologistes si l'éléphant ou son image sont de l'excitation, et s'ils peuvent se voir eux-mêmes, c'est leur faire entendre qu'ils ont avancé cette double absurdité. Les véritables physiologistes n'ont jamais rien dit de semblable ; mais ils ont dit, et ils répètent, que la rétine est stimulée par le faisceau lumineux ; que cette excitation se propage au cerveau par l'intermédiaire du nerf optique, et qu'après cela l'homme déclare qu'il a reçu la perception d'un corps. Voilà ce que disent les physiologistes purs, sans entrer dans aucune explication sur le comment de ce phénomène, laissant aux amateurs d'hypothèses la liberté de supposer tel spectateur intracrânien que bon leur semblera.

M. Massias critique vivement la réduction que M. Broussais a faite de la conscience à cette formule: *Je sens que je sens*, assurant que sentir n'est pas

une chose simple, et que, pour sentir, il faut savoir qu'on sent (1). Nous ignorons jusqu'à quel
point les animaux savent qu'ils sentent; mais nous
avons la conviction qu'ils sentent, et qu'ils ont la
perception des objets et d'eux-mêmes modifiés dans
des temps du passé plus ou moins éloignés les uns
des autres. M. Broussais l'a prouvé dans son *Traité
de l'Irritation.*

« Sentir qu'on sent, continue M. Massias, n'est
» pas la même chose que savoir qu'on sent; et la
» raison, c'est que, pour savoir, il faut autre chose
» que des sens (2). » Accordons-lui cela, et rap-
pelons-lui en même temps ce qu'il doit savoir,
puisqu'il a lu deux fois l'*Irritation,* que, pour sentir la sensation la plus simple, il faut également
autre chose que des sens. L'un et l'autre exigent un
appareil encéphalique en rapport avec une foule
de nerfs, et dans un certain état de développement,
de veille et de santé.

« Sentir et savoir, il est vrai, sont tous deux
» accompagnés d'un mouvement organique; mais
» avec cette différence que, dans sentir, ce mou-
» vement enveloppe et absorbe presque en entier
» la perception, tandis que dans savoir le mou-
» vement organique est comme nul, et que la per-
» ception de l'idée est ce qui domine dans le prin-
» cipe intelligent. » Ce passage est à peu près tout
figuré et romantique; il n'y a que la première

(1) *Observations,* etc., page 32.
(2) *Ibid., ibid.*

phrase qui soit exacte ; mais qu'est-ce que dire que le mouvement organique de sentir enveloppe et absorbe la perception, avec un correctif pour excepter une partie de cette perception ? Qu'est-ce qu'une perception qui a de l'étendue, de manière à ne pouvoir être enveloppée et absorbée complètement par un mouvement organique ? Qu'est-ce enfin qu'un mouvement organique qui, quoique existant dans savoir y est comme s'il n'y était pas ? Sentir et savoir semblent d'abord être dans les mêmes rapports avec le mouvement organique ; et voilà maintenant que le mouvement organique qui couvrait et absorbait la perception, est couvert et peut-être absorbé par savoir. Et ce principe intelligent non prouvé et même nul, tel que le conçoit l'auteur, puisqu'il est la négation de tout ce que les sens font connaître et de tout ce que l'induction peut tirer des perceptions sensitives, ce principe intelligent, disons-nous, comment peut-il contenir la perception de l'idée ? Le voilà ce style métaphorique, insignifiant, que M. Broussais a blâmé chez les psychologistes, ce style dans lequel on voit le même objet agir tantôt comme un être animé, tantôt comme un être brut, passer successivement de l'actif au passif, du point à l'étendue, du contenant au contenu, etc., etc., l'orateur poète se figurant, dans son orgasme de création, que tout le monde se prêtera volontiers à cette métamorphose arbitraire, à cette fantasmagorie ontologique. « Souffrir, dit M. Massias, est autre » chose que savoir qu'on souffre (1). » Celui qui

____

(1) *Observations*, etc., page 32.

souffre le sait; mais d'autres peuvent aussi le savoir, s'il le leur a dit ou témoigné par des cris, des gestes. Le mot *savoir* n'est donc point un signe primitif; c'est un signe conventionnel par lequel on exprime qu'un nombre quelconque d'hommes se font sentir plus ou moins ce que chacun d'eux a senti, ou que la sensation et la perception ont été mises en commun; le sentir n'en reste pas moins le fait individuel primitif. Il l'est si bien que celui qui sait ne sait que parcequ'il sent; de sorte que, pour lui, le savoir se réduit au sentir.

« Je sens que je sens, dit encore M. Massias, ne » dit rien de plus que je sens. Ce mot, ajouté à lui- » même, ne fait pas faire un pas de plus en avant à » l'intelligence (1). » Ce mot, ajouté à lui-même, retrace le phénomène de conscience, peint l'homme s'observant lui-même comme il observe les autres objets, genre d'observation qui, étant porté plus loin chez lui que chez tous les animaux, lui fournit un caractère intellectuel dont rien ne peut tenir lieu. Le *je sens que je sens* est une formule qui rappelle en même temps l'organisation de l'homme doué, pour s'observer, d'organes plus développés que ne le sont ceux des animaux qui ont la même faculté. Il n'y a donc point là de redondance inutile de mots; ce qui le prouve encore plus, c'est que l'enfant manifeste pendant long-temps la faculté de sentir l'extérieur, sans témoigner celle de se sentir lui-même. Il se sent à la vérité, mais c'est comme les

(1) *Observations*, etc., page 32.

animaux, sans pouvoir s'en rendre compte. Mais, lorsque les organes destinés à cette sensation et aux perceptions qui en résultent ont pris un nouveau degré d'accroissement, l'enfant devenu homme éprouve le besoin de se sentir, de s'observer, et il se plaît à dire, *je sens que je sens*, formule dont l'énoncé caractérise l'homme revêtu de l'aptitude à toute espèce de travaux intellectuels. On voit que, pour n'avoir pas eu les faits présens à sa mémoire, M. Massias s'est encore ici engagé dans un mauvais pas. Il continue : « Il n'en est pas de même de je sais que » je sens. On peut savoir qu'on sent, mais on ne » peut pas sentir qu'on sait (1). » Pour savoir que l'on sent, il faut l'avoir senti ; car le mot savoir ne peint que l'induction, le jugement complexe fondé sur la perception de soi et de ce qui n'est pas soi ; mais l'homme qui une fois a tiré une induction en conserve la perception et sent parfaitement qu'il sait ce que cette induction lui a fait connaître.

Il faut conserver aux mots le sens qu'on leur donne dans le discours ; or, nous disons tous les jours, quand on nous interroge sur les faits d'une science, *je sens que je sais ou que je ne sais pas cela ;* et en effet, nous avons cette perception plus rapide que l'éclair, et elle nous donne la même confiance pour nous engager dans la discussion, ou la même défiance de nous-mêmes, que le sentiment de sa force ou de sa faiblesse peut donner au lutteur ou au guerrier. Ce sentiment intime est si peu une science,

---

(1) *Observations,* etc., page 33.

que bien souvent nous nous trompons, croyant savoir
ce que nous ignorons, et pouvoir ce qui est au-des-
sus de nos forces; on peut donc sentir qu'on sait ou
qu'on ne sait pas, et, malgré cela, sentir reste encore le fait primitif de savoir, puisque savoir n'est
que se rappeler qu'on a senti.

Il résulte de là que la distinction suivante n'est
pas fondée : « Dans sentir est intelligence, dont l'ac-
» tion se confond avec le mouvement organique;
» dans savoir est intelligence, dont l'action se sépare
» du mouvement organique par la réflexion (1). »
Profitons de l'aveu de M. Massias, qui ne voit plus
dans le mouvement de l'intelligence constituant le
sentir qu'un mouvement organique, c'est-à-dire un
mouvement de la matière nerveuse vivante, pour lui
faire convenir que la réflexion ne peut pas dénaturer
ce mouvement au point de l'empêcher d'être ce qu'il
était. Quoi donc! une sensation simple serait un
mouvement des fibres nerveuses du cerveau, et la répétition de cette sensation ne serait plus rien de
cela?

Il nous dira peut-être que l'intelligence, être immatériel, est également dans sentir et dans savoir,
mais qu'elle opère avec des organes dans le premier, c'est-à-dire *matériellement*, et dans le second,
avec la réflexion, qui, étant immatérielle aussi bien
que l'intelligence, lui donne la faculté d'opérer *spiri-*
tuellement; mais nous le ramènerons aux principes,
en lui faisant remarquer que ces deux êtres, arbi-

____

(1) *Observations,* etc., page 55.

trairement séparés de la matière nerveuse vivante et sentante (car il ne peut avoir oublié que les animaux, qui sont pour lui de la matière, ont le sentir) sont des chimères, puisque l'immatériel n'est que la négative ou l'absence de ce que l'homme peut connaître; ensuite nous garderons le mouvement matériel du sentir qu'il nous a accordé, et il sera forcé de nous permettre une conclusion directement opposée à celle qu'il tire par la phrase suivante : « D'où » il résulte que le premier fait de conscience (de » perception analysée), n'est pas *je sens que je* » *sens,* lequel se perd dans le mouvement général » de l'organisation, mais *je sais que je sens*, fait » recueilli et analysé par la réflexion (1). » Nous dirons donc, sans qu'il puisse s'y opposer, n'ayant pas prouvé qu'immatériel soit quelque chose de positif; nous dirons, nous, ayant prouvé que savoir se résout forcément dans sentir, nous dirons : *d'où il résulte que le premier fait de conscience (de perception analysée)* n'est pas JE SAIS que JE SENS, mais JE SENS que JE SENS. Le tout sans prétendre porter atteinte à la gloire de *Descartes*, célébrée par M. Massias, pour avoir dit : JE PENSE, DONC JE SUIS UN ÊTRE PENSANT.

Tel est le point où se trouve réduit M. Massias pour n'avoir pas pu prouver que l'homme est un être mixte, composé de deux substances, l'une matérielle, et l'autre non matérielle.

Ce philosophe arrive enfin à la cinquième et der-

____

(1) *Observations,* etc., page 35.

nière des propositions auxquelles il lui a plu de réduire l'ouvrage du docteur Broussais.

Nos sensations, nos perceptions, nos idées ne sont que de la matière nerveuse dans un certain mode d'excitation... M. Massias ne prend pas la peine de réfuter cette proposition; il se contente de dire que sa réponse est dans l'article précédent. Nous ne saurions mieux faire que de l'imiter.

M. Massias ne s'est pas donné le temps de réfléchir sur les choses qu'il pouvait ignorer. Il n'a pas assez redouté de se mettre en avant sur les questions d'anthropo-zoologie. En voici un nouvel exemple : M. Broussais dit que, si l'homme acquiert un surcroît de faculté intellectuelle, il reçoit une ampliation de faculté instinctive. En avançant cela, il le prouve par l'histoire du développement de l'homme, ou plutôt c'est cette histoire qui prouve le fait, et le docteur Broussais se borne à y appeler transitoirement l'attention. Le développement des animaux justifierait également cette observation, l'une des plus vraies qui aient jamais été faites, et l'une des plus simples en même temps, puisque l'instinct ne peut obtenir aucun acte extérieur sans le secours des facultés intellectuelles, comme l'a surabondamment prouvé M. Broussais dans son *Traité de physiologie* et dans celui de l'*Irritation*. Eh bien! voilà que M. Massias, s'en rapportant à un vieil adage de la vieille école, nous dit dans une note que « M. Brous- » sais, qui est d'ordinaire exact observateur, semble » ici en défaut, l'intelligence ne se développant » qu'aux dépens de l'instinct : » et pour le prouver, il cite *l'immense supériorité des facultés instinctives des sauvages sur celles des peuples civilisés* (1). Il paraîtrait, en vérité, que, pour prévenir les objections, il faudrait, dans bien des cas, consigner ce qu'on ne dit pas, en note ou entre parenthèse, à côté de ce qu'on dit : en faisant observer qu'il est selon le plan de la nature que, dans le développement de l'homme et des animaux, les facultés intellectuelles marchent du même pas que les instinctives, par la raison que l'instinct seul n'occasionerait que des émotions impuissantes, M. Broussais n'a pas dit que l'animal une fois formé, l'exercice ne pouvait pas faire acquérir aux uns de la prédominance sur les autres. Voilà pourtant ce que M. Massias lui prête, en confondant le développement spontané avec le développement artificiel. M. Broussais aurait pu croire avoir prévenu cette fausse interprétation, en faisant voir jusqu'à quel point l'excitation ou l'exercice prédominant des facultés intellectuelles rend l'homme différent de ce que l'avait fait l'évolution spontanée de ses organes. Cette proposition contenait implicitement celle que l'homme qui n'exerce ses facultés intellectuelles que pour satisfaire son instinct, doit, au bout d'un certain temps, l'emporter de beaucoup sur l'autre en force musculaire, en activité des sens, en industrie purement instinctive, ou tendant à la satisfaction des premiers besoins. Eh bien ! telle est la prévention de notre savant spiritualiste contre ceux qu'il soupçonne coupables de matérialisme,

(1) *Observations*, etc., page 34.

qu'il n'a pas pris le temps de méditer le docteur Broussais, et qu'il a mieux aimé le supposer mauvais observateur et parleur léger ou indiscret, que de soupçonner qu'il pouvait avoir de bonnes raisons pour avancer une proposition qui a l'apparence de la nouveauté. Mais que dirait donc M. Massias si nous lui prouvions par les faits, en suivant la route tracée par M. Broussais, qu'un grand nombre de phénomènes instinctifs se développent et se perfectionnent chez l'homme civilisé, dans les mêmes proportions et par les mêmes moyens qui développent et perfectionnent les facultés intellectuelles? Mais l'espace qui nous est accordé pour cet article nous interdit ici l'accomplissement de cette tâche, que nous remplirons peut-être plus tard. En attendant, nous pouvons renvoyer M. Massias au *Traité de physiologie* de M. Broussais, où il trouvera les principales preuves de notre assertion.

Le zèle psychologique de M. le baron Massias ne peut faire grâce de rien à M. Broussais; il va jusqu'à lui reprocher le second titre de son ouvrage, c'est-à-dire les mots *rapports du physique et du moral.* « Le physique, dit le critique, est avec raison » notre corps et spécialement le cerveau; pour lui, » (M. Broussais) le moral est encore le cerveau, et » ses produits, suivant lui, matériels; quant aux » *rapports*, il n'en est pas dit un seul mot dans » les cinq cent quatre-vingt-dix pages qui composent son ouvrage. Il ne faut pas s'en étonner : » dans ce mot *rapports* est le nœud du problème phi- » losophique; et d'ailleurs, entre le physique et le

» moral, tels que l'auteur les entend, entre la ma-
» tière et la matière, le cerveau et le cerveau, il ne
» peut y avoir de rapport, il n'y a qu'identité (1). »

Le mot *moral* dérive du mot latin *mores*, mœurs ;
il appelle l'attention sur tout ce qui est relatif aux
actions habituelles des hommes dans l'état social.
C'est ainsi que M. Broussais, toujours en garde
contre les ergoteurs, a interprété ce mot dans plusieurs passages de son ouvrage. Il a donc entendu indiquer par son second titre l'étude des
rapports qui existent entre l'organisation des hommes
et leurs actions, ou leur manière d'être dans l'état
social, considérée généralement; car il n'est point
entré dans les détails de mœurs, de coutumes, etc.
En d'autres termes, et plus physiologiquement, il
a cherché l'explication des actes de relation dans les
fonctions du système nerveux, et il s'est assez clairement expliqué sur son but et sur ses intentions,
pour que M. Massias n'ait pas le droit de lui demander autre chose. C'est donc à tort que M. Massias
lui reproche de n'avoir pas dit un mot des rapports
du physique avec le moral dans les cinq cent quatre-
vingt-dix pages de son ouvrage.

Quant à l'assertion de ce savant, *qu'il n'y a point
de rapports, qu'il ne peut y avoir qu'identité entre la
matière et la matière, le cerveau et le cerveau*, elle
est fautive, et nous allons le lui prouver.

Si l'on partait du principe qu'il n'y a nul rapport
à étudier entre les différentes formes sous lesquelles

(1) *Observations*, etc., page 35.

la matière nous apparaît, il n'y aurait plus de *rap-*
ports à observer dans l'univers, et ce mot se trouve-
rait vide de sens. Mais il n'en est pas ainsi à beaucoup près : après les rapports entre les grands corps,
viennent ceux entre les corps secondaires ; et l'on
arrive, par la dégradation successive des masses que
l'on observe, non seulement aux rapports obser-
vables entre les différentes parties d'un très petit
individu, mais jusques aux rapports entre ce que
l'on appelle les molécules ou les atomes, rapports
dont on ne juge que par les résultats. Substituez à
tous ces rapports ceux d'une chose qui ne serait que
la négation de tout ce que l'on connaît, avec ce qui
existe réellement, c'est-à-dire les rapports de l'existence avec le néant, qu'obtiendriez-vous ? Ne pouvant vous placer entre ce qui est et ce qui n'est pas,
vous perdriez votre temps en discussions vaines et
oiseuses, parcequ'elles rouleraient sur des mots
vides de sens, ou d'un sens tellement détourné,
mobile, arbitraire, qu'elles ne pourraient fournir
de connaissances positives ; en un mot, votre résultat inévitable serait le *néant.*

IMPRIMERIE DE LACHEVARDIERE, RUE DU COLOMBIER, N. 30, A PARIS.